NOUVELLE MÉTHODE

POUR PLACER SOLIDEMENT

LES DENTS A PIVOT,

Par le docteur BOUSSON,

Successeur de M. Baudequin, dentiste, rue Saint-Honoré, 293 ;

Suivie d'un

RAPPORT FAIT A L'INSTITUT

Par MM. les barons **BOYER, DUPUYTREN** et **LARREY,**

DANS LA SÉANCE DU 25 NOVEMBRE 1833,

Sur de nouveaux instruments destinés à l'extraction des dents et racines,
inventés par M. BAUDEQUIN.

NOUVELLE MÉTHODE

POUR PLACER SOLIDEMENT

LES DENTS A PIVOT,

Par le docteur BOUSSON,

Successeur de M. Baudequin, dentiste, rue Saint-Honoré, 293 ;

Suivie d'un

RAPPORT FAIT A L'INSTITUT

Par MM. les barons BOYER, DUPUYTREN et LARREY,

DANS LA SÉANCE DU 25 NOVEMBRE 1833,

Sur de nouveaux instruments destinés à l'extraction des dents et racines,
inventés par M. BAUDEQUIN.

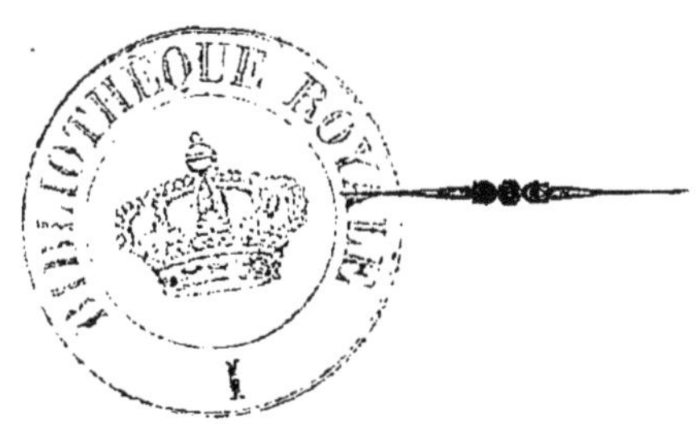

PARIS,

IMPRIMERIE DE COSSON,
rue du Four-Saint-Germain, 47.

—

1845.

NOUVELLE MÉTHODE

POUR PLACER SOLIDEMENT

LES DENTS A PIVOT.

———

L'art du dentiste a fait de tels progrès depuis trente ans, qu'on peut dire qu'il a été, pour ainsi dire, créé dans ce court intervalle. C'est en effet à dater de l'emploi des dents minérales dans la confection des pièces artificielles que cet art a pris un rang si distingué parmi les spécialités médicales. Auparavant, la chirurgie dentaire était, il est vrai, au niveau des autres branches de la chirurgie; mais la prothèse était restée à peu près impuissante pour réparer convenablement les pertes auxquelles on remédie aujourd'hui de manière à tromper l'œil le plus exercé. Le défaut d'un enseignement spécial, la faculté qu'a tout individu de s'établir comme dentiste sans avoir préalablement subi aucune épreuve (faculté dont abusent un grand nombre d'ignorants), le soin que mettent quelques dentistes à soustraire leurs procédés aux yeux du vulgaire; le peu de zèle que d'autres dentistes d'un vrai mérite, et qu'on peut ranger au nombre des véritables artistes en voyant les admirables imitations qu'ils font de là nature, le peu de zèle, disons-nous, que ces dentistes mettent à faire connaître leurs procédés : toutes ces causes et d'autres encore font que les progrès de cet art sont moins rapides, et les connaissances indispensables généralement moins répandues parmi les hommes voués à cette spécialité que dans les autres branches de la médecine. Un pareil état de choses ne peut durer longtemps. Chacun voudra avoir l'honneur de contribuer pour quelque chose aux progrès de l'art et de la science. La lumière, en un mot, ne restera plus sous le boisseau. C'est mû par ce motif que je viens aujourd'hui payer un premier tribut à cette idée et faire connaître un procédé fort utile et resté jusqu'à ce jour inconnu de nos confrères.

Disons d'adord que notre procédé ne peut s'appliquer qu'aux dents minérales, qui sont du reste les seules qu'un praticien consciencieux puisse se permettre d'employer, excepté dans quelques cas fort rares. En effet, les dents naturelles noircissent et se putréfient quelquefois très promptement. Les pièces en cheval marin ou hippopotame ne tardent pas non plus, malgré les soins les plus minutieux, à jaunir, puis à noircir et à se putréfier dans la bouche. Huit mois ont suffi pour faire arriver à la période de putréfaction un dentier complet de dents d'hippopotame pompeusement appelées osanores. M. le docteur Ri... pourrait confirmer cette assertion, la pièce nous ayant été présentée par une de ses clientes. Mais revenons à notre sujet.

Il est un point sur lequel la plupart des dentistes distingués ont donné leur avis et proposé des moyens plus ou moins compliqués, et sur lequel on n'est pas beaucoup plus avancé aujourd'hui; tant il est vrai que les moyens les plus simples et souvent les meilleurs ne sont pas ceux qui se présentent d'abord aux esprits même les plus judicieux. Je veux parler des dents à pivot que l'on parvient si difficilement à fixer d'une manière convenable.

Que n'a-t-on pas dit, en effet, sur la forme des pivots et sur leur mode d'implantation dans la racine? Tous les auteurs, il est vrai, ne s'occupaient que des accessoires, et négligeaient le point principal de la question. On cherchait à fixer le pivot dans la racine, sans penser à la conservation de ce précieux organe. De là les pivots à antennes, à cliquet, les pivots vissés, etc., etc. Mais que sont devenues toutes ces inventions qu'on pourrait appeler ingénieuses si elles n'avaient péché par leur base, et qui avaient des inconvénients tels qu'elles n'ont jamais été généralement admises dans la pratique. En effet une des conditions essentielles à obtenir lorsqu'on place une dent à pivot, c'est la durée, et par conséquent la conservation de la racine. Or, le meilleur moyen, le moyen indispensable pour arriver à ce but, sera celui à l'aide duquel l'intérieur de cette racine sera garanti du contact de l'air et des liquides dont la bouche est constamment baignée, et où elle sera ainsi préservée d'une mortification d'autant plus prochaine que le pivot sera fixé moins solidement et remplira moins hermétiquement le trou pratiqué dans la racine pour son implantation. Tel est le problème à résoudre; tel est le problème resté insoluble jusqu'à ce jour, et dont nous croyons pouvoir indiquer la solution.

Quelques mots d'abord sur la préparation de la racine. A dater de trente-cinq à quarante ans, cette opération est généralement sans douleur, et n'offre, par conséquent, aucun des inconvénients que l'on observe quelquefois chez

les sujets plus jeunes. On doit donc ménager les racines
autant que possible, et placer des dents à pivot préféra-
blement aux dents à crochets à dater de cette époque.
Mais il faut que les racines soient saines et qu'il n'y ait pas
de trajet fistuleux vers leur sommet, quoiqu'avec notre méthode on puisse parer à cet inconvénient, comme nous au-
rons occasion de le montrer. Nous ne nous arrêterons pas
sur la forme à donner au foret; nous dirons seulement
qu'il faut le faire marcher dans la direction du canal dentaire;
s'il déviait, on s'en apercevrait à la résistance plus grande
qu'on éprouverait et à la blancheur des débris ramenés par
le foret. Il faudrait alors chercher à lui rendre la direction
convenable, ou, si on ne pouvait y parvenir à cause de la
déviation que le canal dentaire lui même pourrait éprouver
par suite de la courbure de la racine, s'arrêter, afin de ne
pas s'exposer à arriver dans l'alvéole en perforant latérale-
ment la racine.

Quant aux pivots, ils ne doivent pas être trop faibles. Il
est toutefois non-seulement inutile, mais contraire à la
saine pratique, de placer des pivots trop volumineux ; car
on ne peut les placer que dans une cavité faite aux dépens
de la racine, qu'il faut toujours ménager autant que possible. Quand le pivot est d'une grosseur convenable, la
manière dont il est implanté dans la racine, qu'il touche
par tous les points de son étendue, le préserve toujours
très certainement de la fracture et des courbures auxquelles
on peut craindre qu'il soit sujet.

La racine convenablement préparée, la dent ajustée et
soudée sur le pivot, celui-ci pénétrant facilement dans
l'ouverture pratiquée pour le recevoir, on introduit dans
cette ouverture une quantité suffisante de métal fusible de
Darcet, on chauffe le pivot que l'on fait pénétrer prompte-

ment dans le canal dentaire. Le métal entre aussitôt en fusion, se trouve poussé dans toutes les directions et remplit tous les vides : un instant suffit pour qu'il revienne à l'état solide et pour que la dent à pivot se trouve ainsi admirablement soudée dans la racine. Par cette méthode, on ne peut plus facile, on évite tous les inconvénients des méthodes proposées jusqu'à ce jour, et on obtient les résultats les plus satisfaisants.

En effet, le pivot vissé n'offre d'autre inconvénient que celui, on ne peut plus grave, de n'exister qu'en théorie et de ne pouvoir être mis en pratique. Car supposez la racine limée carrément, les dents voisines à une égale distance du point ou le pivot devra être vissé ; supposez toutes les autres conditions les plus favorables et toutes indispensables avec ce pivot; supposez, en un mot, un cas introuvable, vissez votre pivot dans la racine, et à la fin de votre opération la dent à pivot se présentera à vous par l'une de ses faces latérales, peut-être même par sa face postérieure, et presque jamais dans une position convenable, et cela sans qu'il soit pour ainsi dire possible de remédier à ce grave inconvénient.

Les pivots à antennes et surtout à cliquet étaient des foyers d'infection ; car ces pivots laissaient toujours un vide plus ou moins grand dans la racine au lieu de la remplir exactement et y permettaient ainsi non-seulement l'accès de l'air et des liquides, mais encore des parcelles alimentaires dont la fermentation et la putréfaction hâtaient la décomposition de la racine, et occasionaient, par un séjour indéfiniment prolongé, une odeur *sui generis* aussi intense qu'insupportable.

Avec le métal Darcet employé comme nous venons de le dire, le canal dentaire est si hermétiquement fermé qu'il est inaccessible non-seulement aux solides et aux liquides, mais à l'air lui-même , et l'intérieur de la racine , au lieu d'être un foyer d'infection et de fermentation qui la détrui- sent généralement très vite , se trouve au contraire parfai- tement plombé et dans les meilleures conditions pour une conservation indéfinie. Quant à la solidité du pivot, elle est incontestable , tandis qu'avec les autres méthodes elle était loin d'atteindre la perfection que nous lui donnons par notre procédé.

On comprend qu'il nous soit facile d'indiquer une mé- thode dont les avantage soient si supérieurs aux anciennes, surtout si nous ne la mettons en parallèle qu'avec des pro- cédés qui , suivant nous , n'ont jamais été généralement ad- mis dans la pratique. Il est vrai que les moyens actuelle- ment en usage sont plus simples et moins défectueux, mais il suffira de les comparer au nôtre pour comprendre à l'in- stant combien ils lui sont inférieurs. En effet , que fait-on aujourd'hui pour fixer les dents à pivot ? on entaille légè- rement les pivots sur plusieurs points , on les enveloppe de coton , de fil , de chanvre ou de soie. Mais ces substances sont surtout recommandées à cause du gonflement que leur procure l'humidité dont elles s'imprégnent , et quoi- que ces moyens réussissent quelquefois assez bien , il n'en est pas moins vrai que le plus souvent la racine constam- ment baignée de cette humidité n'y résiste pas et qu'elle se détériore petit à petit , comme le prouve l'ébranlement souvent très-prompt des dents ainsi placées.

Préoccupés de ces idées, quelques praticiens concien- cieux ont voulu remplacer les substances dont nous venons de parler par des feuilles d'or ou de plomb roulées autour du pivot dont l'introduction ne pouvant s'opérer qu'à l'aide d'une certaine force, les feuilles d'or ou de plomb sont alors refoulées vers la dent et laissent un vide dans la racine. La dent est donc ainsi le plus souvent mal assujétie et le remède est pire que le mal.

Il est aussi généralement admis que le pivot doit être assez long pour remplir toute l'étendue du canal creusé pour le recevoir. Mais quel est le praticien qui pourra avoir la certitude d'arriver exactement avec les méthodes connues, tandis qu'il n'est rien de plus facile avec la nouvelle? Avec elle aussi on peut mettre assez de métal pour le faire refluer jusqu'au sommet de la racine dans le cas où il existerait une fistule vers cette partie. Alors la suppuration cesse, la fistule se ferme et notre méthode rend inutiles les pivots perforés, dont le canal était destiné à donner un libre cours à la suppuration résultant de l'état pathologique de la racine. Les avantages des pivots perforés étaient du reste loin d'être incontestables.

Toutes les méthodes employées jusqu'à ce jour sont donc plus ou moins défectueuses, et, pour nous résumer, nous dirons que quelques-unes de ces méthodes offrent de grandes difficultés à surmonter, que d'autres favorisent la fermentation et la putréfaction, qu'aucune ne s'est occupée de la conservation des racines, que toutes donnent lieu à une odeur fort désagréable, que rarement on parvient à fixer solidement les pivots avec toutes ces méthodes, tandis qu'avec la nôtre, qui est on ne peut plus simple, il n'y a ni fermentation, ni putréfaction, ni mauvaise odeur possible, la racine est dans les meilleures conditions pour sa conservation, et toujours le pivot est solidement fixé. En un mot, nous ne voyons pas qu'on puisse lui faire de sérieuses objections. Nous ne nous arrêterons pas à répondre longuement à celle qui nous a été faite par un confrère qui ne put retirer un pivot ainsi placé. Car cette objection se résout d'elle-

INSTITUT DE FRANCE.
ACADÉMIE ROYALE DES SCIENCES

Le secrétaire perpétuel de l'Académie pour les sciences naturelles certifie que ce qui suit est extrait du procès-verbal de la séance du lundi 25 novembre 1833.

RAPPORT

Sur de nouveaux instruments destinés à l'extraction des dents et racines, de l'invention de M. BAUDEQUIN, chirurgien dentiste. Commissaires : MM. BOYER, DUPUYTREN et LARREY.

C'est à l'époque où l'Académie de chirugie était arrivée à son plus haut degré de splendeur que l'art du dentiste, entièrement abandonné aux empiriques, s'éleva à son tour et fut successivement exercé par des praticiens distingués; et, certes, cette branche de l'art de guérir est bien digne de l'attention du médecin et du public; puisqu'elle a essentiellement pour objet de nous soustraire aux douleurs les plus vives, souvent intolérables, que des dents cariées peuvent occasioner dans toutes les périodes de la vie.

Le principal moyen, ou le plus efficace pour faire cesser ces douleurs ; étant l'extraction de ces dents, opération cruelle par elle-même, on a cherché de tout temps les moyens de la simplifier et de la rendre aussi prompte que peu douloureuse : aussi un grand nombre d'instruments a t-il été successivement imaginé pour atteindre ce but : le vrai moyen d'y parvenir, après avoir coupé ou séparé circulairement l'adhérence de la gencive du collet de la dent (1), est de l'extraire perpendiculairement ou dans

(1) Cette opération préalable de détacher la gencive du collet de la dent n'est pas toujours indispensable.

une direction parallèle à son axe. Cependant, malgré les modifications nombreuses qu'on a fait subir aux instruments usités jusqu'alors, ils ne nous paraissent pas encore remplir parfaitement cette indication, du moins pour les dents incisives, canines et les premières molaires. Les instruments que M. Baudequin, chirurgien dentiste, a soumis au jugement de l'Académie, et que vous nous avez chargés d'examiner, MM. Boyer, Dupuytren et moi, semblent néanmoins avoir atteint ce but. Ce dentiste les a mis en usage sous nos yeux, d'abord sur le cadavre, ensuite sur le vivant, et nous avons répété nous-mêmes ces essais.

Ces instruments consistent, 1° dans une branche à crochet montée sur un manche et formant un levier ; 2° dans un anneau ovalaire en acier servant de point d'appui à ce levier que l'auteur appelle hyppomochlion. Il y en a de différentes formes et grandeurs pour les côtés droit et gauche, l'ouverture variable de la bouche et l'âge des sujets. Ce dernier instrument s'appuyant sur plusieurs points du rebord alvéolaire, la gencive se trouve peu comprimée, en même temps que cet anneau métallique garni de gomme élastique offre un point d'appui solide à la branche du crochet qu'on implante sous le collet de la dent qu'on arrache ensuite lentement avec une grande facilité, et dans une direction verticale ou perpendiculaire, selon que la dent appartient à la mâchoire supérieure ou à l'inférieure.

Ce procédé convient parfaitement pour l'extraction de toutes les dents des deux mâchoires, si nous en exceptons les deux dernières molaires de chaque côté et surtout les dents de sagesse, parce que cet hyppomochlion ne peut être appliqué sur les points éloignés des mâchoires (1) ;

(1) C'est par erreur que M. le rapporteur dit que ces instruments ne s'appliquent pas aux dernières dents, car ils peuvent servir pour toutes.

d'ailleurs ces dernières peuvent s'extraire avec les mêmes avantages à l'aide de la clé de Garengeot perfectionnée par Spense, chirurgien anglais. Cette perfection consiste dans le défaut du rapport du chevet de cet instrument destiné à former le point d'appui avec le crochet, en sorte que ce point se fait sur la dent voisine et antérieure de celle qu'on doit arracher. Nous supposons que c'est celle de sagesse ; l'extraction s'en fait d'autant plus facilement et dans la direction que nous avons indiquée, qu'elle a de très courtes racines,et que son implantation aux mâchoires est inclinée en dedans.

Pour l'extraction des autres dents, cette clé, le davier, le pélican ou la pince n'offrent pas les avantages du procédé de M. Baudequin. Avec les premiers instruments, on est même exposé à les rompre et à fracturer la mâchoire, lorsqu'il faut extraire de grosses molaires dont les racines sont écartées ou qui ont contracté des adhérences profondes avec les alvéoles, tandis qu'avec le crochet de cet artiste qui forme un levier de la première espèce appuyé sur son hyppomochlion, la dent, quoique adhérente à l'alvéole, est arrachée sans de grands efforts et dans la ligne perpendiculaire. Une très petite fraction du bord de cette cavité osseuse reste continue à la dent (1) et quelque fortes que soient les racines elles restent intactes.

2° M. Baudequin a imaginé aussi un autre instrument pour extraire, du fond des alvéoles , des portions de racines de dents qui y sont quelquefois ensevelies de manière à ne pouvoir les saisir ou les extraire avec la pince ou le

____

(1) Ce n'est que quand il y a adhérence du bord alvéolaire avec la racine de la dent qu'une petite fraction de ce bord reste continue à la dent. Cas du reste fort rare avec les instruments de M. Baudequin.

pied de biche. Cet instrument a pour objet spécial de cou-
per de dehors en dedans la gencive et le bord de la paroi
alvéolaire, pour aller saisir le chicot et en faire l'extraction
du même coup. Nous n'avons pas eu l'occasion de faire
faire l'application de ce dernier procédé sur le vivant ;
mais il nous a paru parfaitement atteindre le but sur le
cadavre, et nous le croyons d'une exécution d'autant plus
facile, que les coupures des gencives sont peu douloureuses
et exemptes d'inflammation.

En nous résumant, nous pensons que le perfectionne-
ment apporté par M. Baudequin à la partie instrumentale
de la chirurgie dentaire mérite l'approbation de l'Académie quant aux principes : Une expérience prolongée peut
seule prononcer sur l'exécution plus ou moins facile de l'o-
pération (1).

Signé à la minute : BOYER, DUPUYTREN et LARREY, rap-
porteurs.

L'Académie adopte les conclusions de ce rapport.

Certifié conforme ,
Le secrétaire perpétuel pour les sciences naturelles,

FLOURENS.

(1) Douze années écoulées depuis que ce rapport a été fait à l'Institut
nous ont prouvé que l'extraction pratiquée avec les instruments de
M. Baudequin, était au moins aussi facile pour l'exécution et surtout
sans danger et beaucoup moins douloureuse pour le patient.

www.ingramcontent.com/pod-product-compliance
Ingram Content Group UK Ltd.
Pitfield, Milton Keynes, MK11 3LW, UK
UKHW020013130726
13694UKWH00005B/2261